Ayuno de agua

Pierde peso, limpia tu cuerpo y experimenta un nuevo nivel de salud

Thomas Rohmer

Exención de responsabilidades:

Esta guía ha sido creada únicamente con fines informativos y de referencia. El autor, editor y cualquier otra parte afiliada no pueden ser responsabilizados de ninguna manera por lesiones personales o daños supuestamente resultantes de la información contenida en este documento, o de cualquier uso indebido de dicha guía. Aunque se han tomado medidas estrictas para proporcionar información precisa, las partes involucradas en la creación y publicación de esta guía no asumen ninguna responsabilidad por los problemas que surjan de las supuestas discrepancias contenidas en este documento. Se recomienda encarecidamente que consultes a un médico, entrenador personal y nutricionista antes de comenzar este o cualquier otro plan de entrenamiento o dieta. Esta guía no sustituye la orientación personal profesional de un profesional médico calificado. Si sientes dolor o molestias en cualquier momento durante las prácticas contenidas en este documento, detén la actividad de inmediato y busca asistencia médica.

Tabla de Contenidos

Introducción:

Hoy vivimos en un mundo lleno de problemas. La obesidad está en su punto más alto (1). Las personas se enferman constantemente a causa de todas las toxinas que circulan libremente en su cuerpo haciendo una fiesta. Y para la mayoría de las personas, tener sobrepeso y estar al borde de la enfermedad, parece ser algo con lo que hay que lidiar.

Solo toman algunos medicamentos más y esperan lo mejor. Yo digo que olvides ese enfoque. Definitivamente, hay algunas acciones positivas que puedes tomar para mejorar tu salud y tu peso. Esa solución es el ayuno de agua. No hay una manera mejor (o más rápida) de limpiar tu cuerpo de toxinas que enferman o ayudar a prevenir enfermedades futuras que mediante el ayuno.

El ayuno de agua te permitirá recuperar el control de tu vida de múltiples maneras. Una vez que lo logres a través del ayuno de agua, saldrás como otra persona del otro lado. Estarás en control y harás lo correcto.

Tu cuerpo ya no te controlará tratando de hacerte caer y comer un postre azucarado. Ya no te sentirás como una víctima indefensa cuando se trata de tu salud. Tu cuerpo finalmente brillará como el templo limpio que debe ser, en lugar de ser un basurero tóxico.

Sí, esto es posible de lograr, y comienza con una educación adecuada. La mayoría de las personas no saben acerca del ayuno de agua o creen que la idea es una locura. No tienen idea de lo poderoso que puede ser el ayuno. Es algo que solo sabrás realmente una vez que lo pruebes y descubras los beneficios por ti mismo.

Este libro te dirá todo lo que necesitas saber antes de comenzar tu primer ayuno de agua. Aprenderás todos los entresijos de qué hacer antes de tu ayuno. Cómo prepararte a tí mismo y a tu entorno para garantizar la mejor oportunidad de éxito, y también descubrirás cómo salir del ayuno de agua rápidamente para no interrumpir a tu sistema digestivo. ¡Este es un paso muy importante en el que muchas personas se equivocan! Entonces, una vez dicho esto, profundicemos y descubramos los muchos poderes y beneficios que el ayuno de agua puede proporcionarte...

Capítulo 1: Toma el control de tu vida con el ayuno de agua

El ayuno no es un concepto nuevo en ningún sentido, las personas han estado ayunando por miles de años, ya sea por necesidad, en el caso de nuestros antepasados cazadores y recolectores, o por motivos religiosos como el ayuno del islam por el Ramadán o los católicos ayunando durante la Cuaresma.

Y el ayuno siempre ha sido algo bueno para nuestra salud y bienestar. En los tiempos modernos, las personas están más enfermas y con enfermedades cardiovasculares que nunca. Nuestros antepasados y personas de hace unas pocas generaciones no experimentaron la epidemia de obesidad que enfrentamos hoy.

Esto es interesante porque hoy en día tenemos avances mucho mejores en tecnología y medicina que pueden ayudar a tratar a las personas cuando están enfermas. Eso es lo que ocurre, si estás tomando medidas de precaución, evitarás que la enfermedad ocurra una buena parte del tiempo. No necesitas ir al médico para obtener medicamentos. Por otro lado, si te enfermas, ahora necesitas un medicamento o un antibiótico para curarte de tu enfermedad.

Evitar que algo suceda (como la enfermedad en este caso) es mucho mejor que encontrar una cura para ayudarte a atenuar o eliminar el problema. Piensa por un segundo, ¿qué es más rentable: prevenir un problema o curar un problema?

Bueno, por ejemplo, si te vendo una caña de pescar, eso es todo. Es una venta única, y ahora puedes alimentarte por el resto de tu vida saliendo solo y pescando. O te puedo vender el pescado directamente. Este es el enfoque más fácil para ti; tú no tienes que hacer ningún esfuerzo adicional tratando de atrapar el pez por ti mismo. Y me beneficia porque puedo seguir vendiéndote pescado y beneficiarme de ello por el resto de tu vida.

Todo esto para decir que las compañías no se preocupan por tu salud, se preocupan por tu billetera. Si es más rentable darte un medicamento que te curará de la enfermedad en lugar de decirte que tomes los asuntos en tus propias manos, entonces, por supuesto, eso es lo que harán. Estoy aquí para decirte que ciertamente puedes controlar tu propia salud y bienestar. ¿Será la cosa más fácil que hayas hecho? No, pero la recompensa valdrá la pena

¿Qué es el ayuno de agua de todos modos?

Explicaré qué es el ayuno de agua en un segundo, pero primero es importante comprender la diferencia entre el ayuno de agua y el ayuno intermitente. El ayuno intermitente es algo que ha ganado popularidad recientemente, y no debe confundirse con el ayuno de agua porque hay diferencias.

El ayuno intermitente es cuando periódicamente ayunas de vez en cuando. Por ejemplo, puedes ayunar durante 16 horas cada día, o tal vez ayunar durante 24 horas 1-2 veces por semana. El ayuno, en general, se ha utilizado más ampliamente debido a los beneficios para la salud y la pérdida de peso que puede proporcionar.

Sin embargo, una versión más intensa del ayuno intermitente es el ayuno de agua. El ayuno de agua es esencialmente la versión extrema del ayuno intermitente. Con el ayuno de agua, primero determinarás cuánto tiempo deseas ayunar. Si eres un completo principiante, esto puede durar entre 12 horas y 1 día, y si tienes más experiencia, ¡algunas personas incluso han ayunado durante 30 días (2)! Durante tu ayuno, no consumes ningún alimento, y todo lo que bebes es agua.

La idea del ayuno de agua es muy simple en principio, pero puede ser bastante difícil si no estás acostumbrado. Sin embargo, los beneficios valen la pena. Las personas experimentan pérdida de peso, claridad mental y son capaces de limpiar su cuerpo de toxinas simplemente tomando un descanso de comer durante un período de tiempo. Hablando de los beneficios para la salud, profundicemos más y aprendamos más sobre todo lo que el ayuno de agua puede hacer por ti...

Capítulo 2: Beneficios del ayuno de agua

Lo que hace que el ayuno de agua sea tan grandioso son los muchos beneficios para la salud que puedes experimentar con él. Estas son algunas de las ventajas del ayuno de agua:

Beneficio # 1: Pérdida de peso

Este es uno de los principales atractivos del ayuno de agua. Ya que no comerás calorías mientras estés en un ayuno de agua, es una excelente manera de ayudarte a perder peso. No solo eso, sino que también es una buena manera de desarrollar el autocontrol para que no te sientas tentado por alimentos azucarados y salados en el futuro.

No es raro perder hasta 1-5 libras por día cuando haces el ayuno de agua. Por supuesto, el ayuno de agua es mucho más que simplemente perder peso, pero consulta el capítulo 8 para obtener más detalles sobre cómo usar el ayuno de agua de manera adecuada para perder peso y no recuperarlo.

Beneficio # 2: Mejor Autocontrol

¿Alguna vez te encuentras comprando alimentos en la tienda de comestibles que sabes que no deberías? Lo sabes, ¿cosas como papas fritas, galletas y helado? ¿Y luego te encuentras comiendo esos alimentos en momentos en que sabes que no deberías?

Si luchas con esto como lo hacen la mayoría de las personas, entonces el ayuno de agua realmente será capaz de ayudarte. Muchos de nosotros carecemos de disciplina cuando se trata de dieta y nutrición. Es tan tentador ceder a nuestros antojos y deseos de comida.

Sin embargo, cuando estés ayunando, estarás practicando un alto nivel de autodisciplina. ¡Olvídate de comer comida chatarra, ¡no podrás comer nada en absoluto! Esto definitivamente te ayudará a aumentar tu fuerza de voluntad y te permitirá mejorar la demora de la gratificación para obtener una mejor recompensa en el futuro, en lugar de dedicarte constantemente a la gratificación instantánea. Una vez que hayas terminado tu ayuno, será mucho más fácil rechazar ciertas tentaciones en el supermercado o evitar comer comida chatarra cuando estés en una fiesta con tus amigos.

Beneficio # 3: Deshacerse de los antojos

Un síntoma común que puedes experimentar durante tu ayuno de agua son los antojos. Este es esencialmente un último esfuerzo de tu cuerpo para que intentes ceder a tus viejos hábitos. ¡Sé fuerte y no te rindas!

Una vez que puedas superar tu deseo por comer comida chatarra, estarás a salvo. Ya no desearás alimentos azucarados aleatoriamente. Esto es una cosa grandiosa porque ahora serás el que tenga el control de lo que estás eligiendo para comer, y no dejarás que tus emociones se interpongan en algo cuando lo deseen.

En serio, ¡piensa en lo difícil que es resistir a tus antojos y no ceder a ellos! Se necesita mucha fuerza de voluntad y determinación, eso es seguro. Así que una vez que muestres a tus antojos quién es el jefe durante tu ayuno de agua, lo pensarán dos veces antes de que intenten meterse contigo otra vez.

Beneficio # 4: Mejora de la salud cardiovascular

Por desgracia, la enfermedad cardiovascular se encuentra hoy en día en su punto más alto. Más de 600,000 estadounidenses hacen dieta cada año debido a una enfermedad cardiovascular

(3). Mucho de esto tiene que ver con el hecho de que la mayoría de los estadounidenses no comen una dieta sana y limpia. El estadounidense promedio come comida rápida cuatro veces por semana (4).

Todos estos alimentos grasos que estamos consumiendo están obstruyendo nuestras arterias y permitiendo la acumulación de placas. Y a lo largo de los años y años de ser sedentarios, cargar con exceso de peso y la acumulación de placa nos alcanzará con el tiempo.

Aquí es donde el ayuno de agua entra en juego. Finalmente, le dará a tu cuerpo la oportunidad de limpiarse y comenzar a descomponer las placas que se están acumulando dentro de tus arterias. También te ayudará a alcanzar un peso corporal saludable, lo que puede ayudar a reducir tus niveles de colesterol y presión arterial.

¡Imagínate despertarte y estar lleno de energía porque tu sangre se mueve con fluidez como se supone que debe hacerlo! Es ciertamente posible y todo comienza con el esfuerzo consciente para mejorar tu salud a través del ayuno de agua.

Beneficio # 5: Incremento de energía

¿Alguna vez has comido una comida abundante y luego te has sentido lento? La razón de esto es que tu cuerpo debe procesar los carbohidratos que ingiere a azúcar sanguínea para que puedan usarse como energía.

Una vez que la azúcar sanguínea de los alimentos que comiste se haya agotado, tus niveles de energía bajarán. Esto ocurre generalmente cuando tu cuerpo vuelve a tener hambre, lo que indica que es hora de que vuelva a comer.

Lo bueno del ayuno es que tu cuerpo se volverá más eficiente en el uso de grasas para obtener energía en lugar de

carbohidratos. ¿Por qué esto es importante? La grasa se digiere
más lento que los carbohidratos.

Para que tu cuerpo use la grasa para obtener energía, primero
debe ser procesada por el hígado antes de que se pueda usar
para obtener energía. El proceso de descomponer y usar la
grasa para obtener energía es un proceso mucho más estable
que el de los carbohidratos, que pueden aumentar
rápidamente los niveles de azúcar en la sangre.

Esto significa que terminarás con un flujo constante de energía
a lo largo del día. Por supuesto, tomará un poco de tiempo para
que tu cuerpo se adapte porque normalmente está
acostumbrado a obtener su energía de los alimentos que
consume y no de la grasa corporal almacenada.

Beneficio # 6: Mejor claridad mental

Otro aspecto positivo que podrías experimentar con el ayuno
es un mejor enfoque y claridad mental. Si alguna vez has tenido
problemas para pensar con claridad, no puedes concentrarte o
has tenido niebla mental, entonces el ayuno puede ayudarte.
Esta falta de claridad mental ocurre debido a niveles inestables
de azúcar en la sangre.

Si regularmente comes un montón de carbohidratos con
almidón, entonces tus niveles de azúcar en la sangre se
dispararán. Y como todos sabemos, lo que sube tiene que bajar,
lo que significa que tu azúcar en la sangre eventualmente se
reducirá. Esto hace que tu cerebro se sienta torpe y lento.

Como se mencionó anteriormente con el ayuno de agua, tu
cuerpo se volverá mucho más adepto a usar la grasa como
combustible. La grasa es una fuente de combustible mucho más
estable que los carbohidratos, lo que a su vez te ayudará a
mantener tu mente clara y concentrada.

Beneficio # 7: Desintoxicación

Si tienes trabajo, escuela y familia, entonces eres una persona ocupada. Puede ser realmente difícil concentrarte en tu salud y bienestar cuando te enfocas en cuidar otras prioridades. Tu cuerpo está tan ocupado como tú.

Constantemente tiene que digerir alimentos y combatir infecciones y enfermedades. ¿Cuándo tiene tu cuerpo el tiempo para limpiarse adecuadamente? No lo tiene, a menos que, por supuesto, tú ayunes.

Cuando ayunas, le das a tu cuerpo el tiempo de descanso necesario para digerir y procesar los alimentos que estás comiendo. Esto, a su vez, liberará a tu cuerpo para enfocarse en otras cosas, como desintoxicarse a sí mismo. Es posible que tu cuerpo muestre varios síntomas de desintoxicación, así que asegúrate de revisar el siguiente capítulo para aprender más sobre eso.

Sin embargo, no te preocupes, esto es algo bueno porque es una señal de que tu cuerpo se está limpiando de todas las toxinas que se han acumulado en él. Y, por supuesto, menos toxinas en tu cuerpo significa una función inmune que funciona mejor, lo que permitirá que tu cuerpo pueda combatir mejor las enfermedades e infecciones.

Además, también te sentirás mejor y tendrás más energía. Es importante mantener tu cuerpo limpio una vez que termines el ayuno comiendo una dieta saludable. No te servirá de nada limpiarte solo para comer basura y volver a intoxicar tu cuerpo una vez que se acabe el ayuno de agua.

Capítulo 3: Síntomas del ayuno de agua

Una de las principales cosas que sucederán durante un ayuno de agua es que tu cuerpo se desintoxicará. Si has estado consumiendo mucha comida chatarra a lo largo de los años, se ha acumulado y tu cuerpo necesita liberar las toxinas. El ayuno de agua finalmente le dará a tu cuerpo la oportunidad de limpiarse a sí mismo.

Por supuesto, hacer que estas toxinas salgan del cuerpo más que probablemente no será una experiencia placentera la primera vez que hagas un ayuno de agua. Cada vez que hagas un ayuno de agua, será diferente. A veces, puedes estar lleno de energía, aunque no hayas comido nada en 3 días. Otras veces puedes sentirte terrible el día 3.

Al hacerlo, no esperes que cada ayuno te haga completamente miserable si tu primera vez haciéndolo es difícil. Además, tampoco esperes que cada ayuno de agua te dé energía ilimitada. Con eso dicho, aquí hay algunos síntomas comunes que las personas experimentan cuando hacen el ayuno de agua. ***Primero y ante todo, asegúrate de consultar con tu médico antes de comenzar cualquier tipo de ayuno de agua.***

Síntomas comunes

Síntoma # 1: Mal Aliento

Este podría ser uno de los síntomas más molestos con los que lidiar, ¿a quién le gusta tener mal aliento? Sin embargo, en comparación con algunas de las otras cosas que puedes experimentar, el mal aliento no parece ser tan malo en absoluto. Aquí hay un par de razones por las que esto sucede:

Razón # 1: Saliva en la boca

Cuando estás comiendo regularmente tu cuerpo está produciendo más saliva. Esta saliva ayudará a descomponer algunas de las bacterias que se encuentran en tu boca. Sin embargo, cuando estás en ayunas, tu cuerpo producirá menos saliva en tu boca.

Esto significa que no destruirá la mayor cantidad de bacterias en tu boca que causan el mal aliento. La mejor manera de ayudarte a reducir el mal aliento durante el ayuno es asegurarte de deshacerte de toda la comida que está atascada en tu boca. Así que asegúrate de cepillarte los dientes con regularidad al menos dos veces al día.

Desafortunadamente, esto solo no será suficiente para hacer el trabajo adecuadamente. También deberás comenzar a usar hilo dental si no lo estás haciendo actualmente. Una gran cantidad de alimentos tiende a quedar atrapado entre nuestros dientes en lugares que nuestro cepillo no puede alcanzar.

El hilo dental te permitirá llegar a esos lugares difíciles de alcanzar. Si no te gusta usar un hilo dental estándar, entonces compra un paquete de porta hilo dental en la tienda. Son bastante más fáciles de usar que el hilo normal, lo que hará que el hábito sea más fácil de aprender.

Razón # 2: Bacterias en el estómago

No solo tenemos bacterias en la boca que pueden causar mal aliento, sino que también tenemos bacterias en el estómago que también pueden causar esto. Nuestros estómagos contienen fluidos digestivos que ayudan a descomponer los alimentos que comemos. Por supuesto, cuando estamos en ayunas, esos fluidos no tienen ningún alimento que descomponer, y eso puede causar mal aliento.

Desafortunadamente, no hay mucho que puedas hacer para prevenir esto. Lo principal que querrás hacer es evitar comer alimentos como la cebolla, el ajo u otros alimentos conocidos por dar a las personas mal aliento antes de comenzar tu ayuno. Aparte de eso, no hay mucho más que puedas hacer, así que prepárate para tener que lidiar posiblemente con un poco de mal aliento cuando estés haciendo tu ayuno de agua.

Síntoma # 2: Película blanca en la lengua

Al igual que el mal aliento, este puede ser uno de los síntomas más molestos pero indoloros con los que hay que lidiar. Puedes notar una película blanca en tu lengua cuando estés ayunando. No te asustes, hay una explicación lógica de por qué sucede esto.

Tu lengua tiene cuatro tipos diferentes de papilas: filiformes, fungiformes, circunvaladas y foliadas. Las filiformes no contienen papilas gustativas como las otras tres clases de papilas. En cambio, una proteína llamada queratina cubre su superficie.

Cuando ingieres alimentos, los alimentos que ingieres se rasparán con esta capa de queratina y disminuirán cuando tragues. Sin embargo, cuando estás ayunando, no estás comiendo ningún alimento. Por lo tanto, la queratina no tendrá nada con qué frotarse y permanecerá allí. Y esto es lo que hará que tengas una película blanca en tu lengua.

Tú podrías comprar un raspador lingual o usar un cepillo de dientes para cepillar tu lengua para reducir esto un poco. No hay mucho más que puedas hacer, y es principalmente una pequeña molestia con la que tendrás que lidiar cuando estés completando un ayuno de agua.

Síntoma # 3: Dolores de cabeza

Los dolores de cabeza son otra cosa que puedes experimentar cuando tu cuerpo se está desintoxicando de agua rápidamente.

Hay un par de razones por las que esto sucede. La primera es obtener menos agua en general.

Cuando estás haciendo un ayuno de agua, la única fuente de agua que obtendrás es cuando bebes. Sin embargo, normalmente obtendrás tu hidratación no solo de los líquidos que bebes, sino también de los alimentos que consumes. Solemos olvidar la cantidad de agua que contienen ciertos alimentos como las frutas y verduras.

Es probable que no lo notemos cuando comemos estos alimentos, pero lo más probable es que te des cuenta cuando ya no está allí. Por lo tanto, asegúrate de beber una cantidad adecuada de agua durante el ayuno de agua para garantizar una hidratación adecuada y para compensar la cantidad de agua que perderás porque no estás consumiendo ningún alimento.

La otra razón por la que podrías experimentar dolores de cabeza durante un ayuno de agua es debido a un bajo nivel de azúcar en la sangre. Cuando estás en ayunas, no consumirás glucosa, por lo que tu cuerpo debe utilizar la energía almacenada como combustible. Puede tomar algún tiempo para que tu cuerpo se adapte a usar glucosa que le has estado proporcionando de tu dieta a la que tiene almacenada.

Esto significa que tu cerebro recibirá menos combustible de lo habitual, lo que puede causar un dolor de cabeza. Sin embargo, con el tiempo, tu cuerpo mejorará el uso eficiente de sus reservas de combustible y se adaptará a tu régimen de ayuno. Inicialmente, puede ser difícil de manejar, pero no renuncies por completo al ayuno porque los dolores de cabeza son un síntoma común.

Síntoma # 4: Erupciones, protuberancias, espinillas u otras irritaciones en la piel

Cuando estás haciendo tu ayuno de agua, puedes notar que tu piel se ve peor por un tiempo, aunque se supone que el ayuno hace que tu piel se vea y se sienta mejor. Tú podrías tener espinillas o una erupción. La razón por la que esto sucede es que tu cuerpo se está limpiando a sí mismo a través del órgano más grande - la piel.

Así que no te alarmes si esto te sucede. Sí, la picazón puede ser bastante molesta, pero es la forma en que tu cuerpo se limpia, empujando estas toxinas a través de tu piel. Una vez que las erupciones y las irritaciones desaparezcan, tendrás una piel de aspecto mucho más saludable y vibrante si mantienes una dieta sana y limpia una vez que hayas completado tu ayuno de agua.

Síntoma # 5: Antojos

Si por lo general comes muchos alimentos azucarados o salados, puedes esperar tener antojos durante el ayuno de agua. ¡Algunas investigaciones han demostrado que el azúcar puede ser tan adictiva, si no más adictiva que las drogas duras (5)! Así que imagina a un adicto a las drogas que no puede conseguir su dosis por una semana consecutiva.

Obviamente vas a experimentar algunos síntomas de abstinencia que serán difíciles de manejar. Sin embargo, si te mantienes fuerte y no te quiebras, te liberarás de tu adicción a las drogas. Piensa lo mismo cuando quitas de tu cuerpo el azúcar completamente.

Tu cuerpo se rebelará y lo combatirá. No podrás manejarlo. Querrá que te hundas y comas algo lleno de azúcar. Resiste esta sensación y sé más fuerte que el antojo. Si no cedes, la libertad te esperará del otro lado, y ahora este deseo ya no te controlará.

Síntoma # 6: Vomitar

Este puede ser uno de los síntomas más extremos del ayuno. Es mejor errar por precaución. Si estás vomitando violentamente y sientes que es mejor terminar el ayuno, entonces, desde luego, hazlo. Siempre puedes intentarlo después.

Piensa por un segundo en lo que es vomitar. Tu cuerpo está vomitando porque hay algo dentro de él que lo está dañando. Tu cuerpo puede deshacerse de las bacterias dañinas, sustancias, etc. expulsándolas del cuerpo a través del vómito.

Entonces, cuando estás ayunando, tu cuerpo se está limpiando de toxinas, y una forma de hacerlo es vomitando. A veces cuando vomitas, inmediatamente te sientes mejor. Y otras veces sigues vomitando durante la noche y te preguntas si alguna vez se detendrá.

Por eso es muy importante poder descifrar la diferencia con este síntoma. Si estás vomitando violentamente durante horas y horas, entonces es mejor que termines el ayuno. Por otro lado, si solo vomitas 1-2 veces y te sientes mejor de inmediato, probablemente puedas continuar con el ayuno. Por supuesto, usa tu mejor juicio.

Síntoma # 7: Temblores

También puedes comenzar a tener temblores durante tu ayuno de agua. Este síntoma no es tan doloroso como los dolores de cabeza o los vómitos, pero aún puede ser muy molesto de tratar. La razón principal por la que tu cuerpo puede temblar durante un ayuno de agua se debe a la hipoglucemia. La hipoglucemia es simplemente un bajo nivel de azúcar en la sangre.

Normalmente, cuando comes carbohidratos, la glucosa entra en el torrente sanguíneo. Luego, se liberará otra hormona llamada insulina para ayudar a absorber la glucosa en tus células para que luego la glucosa pueda usarse para obtener energía. La glucosa sobrante se almacenará en el hígado o tejido muscular como glucógeno.

Como estarás ayunando, esto significa que no habrás comido nada durante un tiempo. Tu cuerpo todavía necesita energía para funcionar, por lo que el páncreas segregará glucagón, lo que ayudará a descomponer el glucógeno almacenado en glucosa para que pueda usarse como energía.

Normalmente, sin embargo, tu cuerpo está acostumbrado a un suministro constante de glucosa de los alimentos que consumes en tu dieta. No está acostumbrado a tener que usar glucagón para descomponer el glucógeno, por lo que tu cuerpo puede tardar un tiempo en adaptarse a esto, lo que podría causar temblores. Eventualmente, tu cuerpo se adaptará y mejorará al usar el glucógeno almacenado para obtener energía en lugar de depender siempre de la glucosa de tu dieta.

Síntoma # 8: Emociones extremas

El último síntoma del ayuno de agua que puedes experimentar es emociones extremas. El ayuno no solo eliminará las toxinas de tu cuerpo, sino que también podrá sacar a relucir las emociones reprimidas. Tal vez en el pasado, has usado la comida como una forma de lidiar con el estrés o los momentos difíciles por los que estuviste pasando.

Ahora que estás ayunando, ya no puedes esconderte detrás de la comida para encubrir estas emociones, y serán traídas a la superficie. Eso es bueno. El ayuno te permitirá sacar todo al aire libre.

Lo que más importa es cómo lidiar con estas emociones aleatorias que puedes experimentar mientras estás en un ayuno de agua. No es necesario que intentes suprimir estas emociones ignorándolas, ¡sigue adelante y déjalas salir todas!

Si tienes ganas de llorar, sigue adelante y llora. Si quieres gritar y patear, entonces grita y patea.

Una vez que sueltes todas estas emociones, estarás mucho más cerca de encontrar tu verdadero yo interior. Después de que dejes salir todo, hay un par de cosas que puedes hacer para calmarte y volver a un estado normal. Puedes salir a dar un largo paseo afuera, meditar sobre tus emociones y cómo se sintió dejar salir todo, o puedes tomar un baño caliente y agradable. Lo principal es entender que está bien sentir emociones extremas al ayunar, dejarlas salir y sentirlas por completo en lugar de tratar de encerrarlas de nuevo.

Capítulo 4: Pasando al siguiente nivel para garantizar el éxito al establecer tus metas

¿Qué tiene que ver el ayuno de agua con establecer tus metas? Bueno, ¡resulta que bastante! Piénsalo: ¿cuántas personas saben que necesitan hacer ejercicio y comer bien para estar en mejor forma? ¡Todos lo saben!

Entonces, ¿por qué tan pocas personas son capaces de lograr una mejor salud? Todo se trata de la mentalidad. Tener una mentalidad fuerte te permitirá ejecutar lo que necesitas hacer para tener éxito con el ayuno de agua.

Por eso es importante establecer objetivos que te permitan mantener tu enfoque y visión en el lugar correcto. Lamentablemente, cuando se trata de establecer objetivos, la mayoría de las personas no lo hacen en absoluto o lo estropean. Solo el 3% de las personas anotan sus objetivos (6) y, de ese 3%, ¿cuántos crees que maximizan su efectividad?

Desafortunadamente, la mayoría de las personas nunca se molestan en escribir sus objetivos. Los mantienen en su cabeza como una idea insulsa. Este es el proceso paso a paso exacto que debes seguir para asegurarte de que dominas tus objetivos cada vez:

Paso # 1: Lo primero que debes hacer es escribir tus objetivos con lapicero y papel. Esto hará que lo que quieres lograr sea real en lugar de una idea en tu cabeza.

Paso # 2: A continuación, debes escribir tus objetivos en tiempo presente como si estuvieras trabajando para alcanzarlos. Tu mente subconsciente solo reconoce el presente, así que escribe tus metas en un lenguaje que tu cerebro entienda.

Paso # 3: Establece una fecha para cuando alcanzarás tus objetivos. Esto lo hace real y ayuda a crear urgencia para lograr tus objetivos. Si no fijas una fecha, ¿de qué sirve eso? ¿Tal vez lo lograrás algún día cuando llegues a eso? Imagínate si te casaras y no fijaras una fecha para la boda. ¡Qué ridículo!

Etapa # 4: Publica tus objetivos donde puedas verlos fácilmente. ¿De qué sirve anotar tus objetivos y luego esconderlos donde nunca los verás?

Pon tus objetivos justo donde los verás constantemente, como en el fondo de tu escritorio o en una tarjeta de notas en tu billetera. Ponlos en cualquier lugar en que puedas pensar que los mantendrás al frente de tu mente.

Paso # 5: Escribe tus objetivos cada mañana y noche. Esto puede parecer un poco tedioso, pero funciona absolutamente. Tu mente siempre está buscando problemas para resolver. Al anotar tus objetivos antes de irte a la cama, tu mente subconsciente se pondrá a trabajar, tratando de averiguar cómo puede lograr ese objetivo. Luego, anotarás tus objetivos de nuevo a primera hora por la mañana. De esta manera mantendrás ese enfoque en lograr tu objetivo durante todo el día.

Paso # 6: Comparte tus objetivos con otras personas. Esto puede dar miedo, pero valdrá la pena una vez que lo hagas. Cuéntaselo a tus amigos. Publícalo en las redes sociales. No tengas miedo de ponerte a ti mismo adelante y conseguir lo que realmente quieres.

La mayoría de la gente está aterrorizada de que se verán como fracasos e hipócritas si se lo cuentan a alguien y luego no lo logran. Lo peor es no perseguir nada en tu vida y ponerte a salvo, porque temías lo que otros pensarían.

Aprendí esta lección en la escuela secundaria cuando votábamos por el favorito de la clase. Una chica dijo que debería votar por ella, así que le dije que lo haría. Inmediatamente después de eso, otra chica dijo: "¡No, Thomas, vota por mí!" Entonces, en ese momento, cambié mi voto tratando de complacer a todos.

Entonces uno de mis compañeros intervino y me dijo con fuerza que debía votar por quien quisiera y dejar de intentar complacer a todos. Y él tenía razón. No importa lo que intentes hacer en la vida, siempre habrá críticas. ¡Así que adelante, ponte a buscar lo que quieres!

Paso # 7: Ten múltiples objetivos. No tengas miedo de establecer más de un objetivo a la vez. Puedes establecer tantos objetivos como desees y, si no cumples uno de ellos en la fecha establecida, elige una nueva fecha para que los alcances.

Paso # 8: Establece objetivos diferentes a los de salud y bienestar. Sí, este es un libro destinado a mejorar tu salud y bienestar, pero sigue adelante y establece objetivos para todas las áreas de tu vida. ¿Por qué conformarte?

Aquí hay algunos ejemplos diferentes de cómo podrías anotar tus objetivos relacionados con la salud:

- Yo completo un ayuno de agua de 5 días antes del 15 de mayo del 2018.
- Yo peso 130 libras para el 18 de junio del 2018.
- Yo pierdo 10 libras de peso corporal para el 30 de octubre del 2018.

Observa cuánto más poderosos son estos objetivos cuando los escribes en tiempo presente. Imagínate si dijeras que pesarías 130 libras para el 18 de junio del 2018. ¿Por qué no seguir adelante y actuar como si ya hubieras alcanzado el objetivo?

Por supuesto, estos tipos de objetivos son objetivos de resultados, pero no son los únicos tipos de objetivos que existen. También hay objetivos de proceso. Los objetivos de proceso son las cosas que realmente tienes que hacer para alcanzar tus objetivos de resultados. Por ejemplo, aquí hay algunas cosas que deberías hacer para lograr el objetivo de completar un ayuno de agua de 5 días:

- Planea una hora y un horario cuando el ayuno de agua sucederá.
- Bebe al menos 3 litros de agua al día.
- Planifica una rutina nocturna emocionante para completar cada día de tu ayuno de agua.

Por cada 1 objetivo de resultado que tengas, querrás tener al menos 3 objetivos de proceso que lo acompañen. Piensa en tus objetivos de resultados y procesos como una montaña. La cima de la montaña es el resultado que te gustaría lograr, es a donde quieres llegar. El resto de la montaña es el proceso, es lo que tendrás que hacer para llegar a la cima de la montaña.

¿Deberías centrarte más en tus objetivos de resultados o de proceso?

Cuando se trata de tus objetivos, ¿deberías centrarte más en tus objetivos de proceso o resultado? Esta es una pregunta difícil de responder porque necesitas un equilibrio entre ambos. Si enfocas tu atención únicamente en el resultado, entonces perderás de vista el proceso y no podrás hacer lo que es necesario para hacer el trabajo. Por otro lado, si solo te importa el proceso, cuestionas la razón por la que estás haciendo lo que estás haciendo en primer lugar.

Por lo tanto, concéntrate en el objetivo de resultado cuando tenga sentido y concéntrate en tus objetivos de proceso cuando tenga sentido. Por ejemplo, digamos que te estás quedando sin motivación para continuar con tu ayuno de agua. Es el día 3 del ayuno, estás sintiendo algunos de los síntomas del ayuno y todo lo que quieres hacer es rendirte.

En momentos como este, es fundamental que recuerdes el objetivo final. Esto te dará la motivación para continuar con el ayuno en momentos en que no te apetezca. Si solo haces un ayuno de agua durante un período de tiempo que es fácil, entonces nunca obtendrás todos los increíbles beneficios que puede proporcionar el ayuno de agua. En este caso, pensar en tus objetivos de proceso solo te recordará todas las cosas que aún tienes que pasar y hacer para llegar al final del ayuno de agua.

Por ejemplo, cuando piensas, "Oh, aún me quedan 5 días de este ayuno de agua, ¿cómo voy a lograrlo?", Es poco probable que termines el trabajo. Sin embargo, si en cambio te dices a ti mismo, "No. Estoy cansado de pasear por la vida, y quiero controlar mi salud y mis niveles de energía para el verano, debo lograr lo que sé que soy capaz, incluso en los días en que no tengo ganas. ¡Quiero estar más saludable de lo que nunca he estado, y nada me detendrá! "

¿Te das cuenta de la gran diferencia que hay? ¿El hecho de recordar tus objetivos de resultados te enciende para completar el proceso? La razón de esto se debe a algo llamado el principio de dolor / placer. Dice que los humanos hacen lo que hacen por 1 de 2 razones diferentes: miedo al dolor o la posibilidad de placer.

Piénsalo. ¿Alguna vez has laborado en un trabajo que odiabas por mucho más tiempo del que deberías? Sé que lo hice. Estaba desesperado por conseguir un trabajo, cualquier trabajo, así que me presenté en un montón de lugares diferentes. El único lugar que volvió a llamarme era una tienda de mascotas, así que acepté el trabajo por $8.60 por hora y seguí mi camino alegre.

La cosa era que no disfrutaba mucho de ese trabajo en absoluto. No era porque la paga fuera mala; era porque disfrutaba de la salud y el acondicionamiento físico mucho más que de las mascotas. Sin embargo, permanecí en ese trabajo durante 2 años antes de renunciar. La razón por la que no renuncié antes era que tenía miedo de lo que sucedería:

- ¿Cómo pagaría el alquiler?
- ¿Sería capaz de encontrar otro trabajo?
- ¿Sería capaz de permitirme comer?
- ¿Qué pensarían mis padres de que yo estuviera desempleado?

Eso es lo que me motivó a seguir adelante con un trabajo que no me gustaba. No tener suficiente dinero para pagar las necesidades básicas es bastante aterrador. Sin embargo, cuando se trata del ayuno de agua, no habrá ninguna consecuencia previsible por no completar tu ayuno de agua. No serás expulsado de tu apartamento o no podrás pagar otras necesidades básicas si no ayunas.

Por lo tanto, cuando se trata de lograr tus objetivos de acondicionamiento físico, debes concentrar tu atención hacia la posibilidad de placer. Piensa en lo bien que se sentirá estar saludable y lleno de energía. Imagina los cumplidos que recibirás de amigos y familiares. Esto será lo que te motive a seguir adelante, incluso en los días en que no creas que lo tienes en ti.

Cómo encontrar tu por qué

Además de anotar tus resultados y objetivos de proceso, otra cosa que puedes hacer para motivarte es encontrar tu "por qué". Hay una razón, o múltiples razones, por las que deseas alcanzar tus objetivos de salud y acondicionamiento físico. Llegar al núcleo de eso te encenderá. Por cada objetivo de resultado que tengas, pregúntate por qué quieres lograr ese objetivo. Trata de encontrar al menos 30 razones diferentes por las que deseas alcanzar tus diversos objetivos de resultados. Por ejemplo:

Objetivo de resultado: Yo peso 150 libras antes del 30 de junio del 2018.

¿Por qué?

- Quiero que mi ropa vieja me quede bien otra vez.
- Quiero estar más saludable.
- Quiero probarme a mí misma que puedo hacerlo.
- Quiero dar un buen ejemplo a mi familia.
- Quiero sentirme energizada durante todo el día.
- Quiero sentirme segura de mí misma.
- Quiero sentirme más atractiva.
- Quiero lucir bien en un vestido ajustado.

Luego, una vez que hayas encontrado todas las ideas que se te ocurran, pregunta "por qué" a tus "por qué" originales 2-3 veces más, esto te llevará a la raíz de lo que realmente deseas. Estos "por qué" que se te ocurran serán los más poderosos y motivadores de todos. Por ejemplo:

Por qué original: Quiero sentirme más atractiva.

¿Por qué quiero sentirme más atractiva?

Quiero que me noten más los chicos.

¿Por qué quiero que los chicos me noten más?

Quiero que me pidan más citas.

¿Por qué quiero que me pidan más citas?

Para que pueda estar en una relación.

Por lo tanto, la razón principal por la que deseas sentirte más atractiva es que deseas estar en una relación. Asegúrate de recordar eso, así como tus otras razones, cuando te falte el deseo de hacer lo que necesitas hacer.

Personalmente, escribo todas mis razones de por qué en una hoja de papel. Luego coloco esa hoja de papel en mi pared, justo encima de mi computadora, donde la veo constantemente. Luego, cuando no tengo ganas de hacer algo, todo lo que tengo que hacer es mirar esa hoja de papel, y al instante se me recordará por qué tengo que trabajar más.

Estas están algunas de mis razones que me inspiran a estar mejor con el estado físico y los negocios:

- No quiero volver a trabajar en una tienda de mascotas.
- Ser la burla por no poder hacer prensas de banco de 200 libras.
- Nunca quiero tener que tomar órdenes de un jefe.
- Quiero poder hacer lo que quiera, cuando quiera, con quien quiera.
- Ser la burla por ser flaco, diciendo que me "volaría con el viento".
- Quiero alcanzar mi pleno potencial.
- No quiero estresarme por las finanzas.
- Recibir 0 ofertas para jugar baloncesto universitario.
- No lo di todo en el baloncesto. No haré lo mismo con el ejercicio o mi negocio.
- Conseguir un trabajo ganando $8.60 por hora después de graduarme de la universidad.

¡Escribir estas razones realmente me enciende, y sé qué hará lo mismo por ti! ¡Así que escribe tus objetivos, tus razones de por qué, y ponte a trabajar en ello!

Capítulo 5: Transición a un ayuno de agua

¿Deberías saltar directamente al ayuno de agua si nunca lo has hecho antes? Bueno, tal vez. Si eres el tipo de persona que puede pasar de comer en exceso en un día a no comer nada al día siguiente, entonces sigue adelante. Sin embargo, estoy dispuesto a apostar que, si intentas hacer esto, fracasarás miserablemente y no podrás completar exitosamente el ayuno de agua.

En cambio, una mejor idea es la transición al ayuno de agua. Recomiendo pasar aproximadamente un mes haciendo la transición al ayuno de agua. Esto puede parecer mucho tiempo, pero será un tiempo bien empleado. Esto te dará suficiente tiempo para acostumbrarte gradualmente al ayuno en lugar de intentar la transición durante unos días y luego saltar inmediatamente a un ayuno de agua de 3 días.

Puede ser difícil pasar de comer 3 comidas al día a nada en absoluto. Hay un par de maneras diferentes en las que puedes hacer la transición al ayuno de agua. La primera es reducir gradualmente el tamaño de las porciones de tus comidas. Así, por ejemplo, si estuvieras pasando un mes en la fase de transición, podrías dividir las cosas de la siguiente manera si comes un desayuno, almuerzo y cena estándar:

- Semana 1: Reduce el tamaño de tu desayuno en 250 calorías.
- Semana 2: Reduce el tamaño de tu desayuno y almuerzo en 250 calorías cada uno.
- Semana 3: Omite el desayuno y reduce el tamaño de tu almuerzo y cena en 250 calorías cada uno.
- Semana 4: Omite el desayuno y el almuerzo y reduce el tamaño de tu cena en 250 calorías.
- Semana 5: Comienza tu ayuno de agua.

Ejecutar una fase de transición de esta manera permitirá que tu cuerpo se acostumbre a comer menos calorías. Será un ajuste más fácil para tu cuerpo y, por lo tanto, será más probable que tengas éxito con él. Cada semana seguirás esforzándote en términos de cuánto ayunas, y eso forzará a tu cuerpo a adaptarse.

El otro método que puedes probar es el ayuno intermitente. Como se mencionó anteriormente, el ayuno intermitente es simplemente tomar un descanso periódico de comer. Hoy en día existen muchos métodos diferentes de ayuno intermitente, pero vamos a mantenerlo simple y saltearnos el desayuno y luego trabajaremos desde allí.

Así es como configuraremos nuestra transición de 4 semanas al ayuno de agua mediante el ayuno intermitente si estás comiendo un desayuno, almuerzo y cena estándar:

- Semana 1: Omite el desayuno y come tu almuerzo y cena normales
- Semana 2: Omite el desayuno y reduce a la mitad el tamaño de tu almuerzo normal.
- Semana 3: Omite el desayuno y el almuerzo.
- Semana 4: Omite el desayuno y el almuerzo y reduce el tamaño de tu cena a la mitad.
- Semana 5: Comienza tu ayuno de agua.

Este enfoque de transición es un poco más agresivo que reducir el tamaño de tus porciones. Comenzarás de inmediato saltándote el desayuno. Esto puede ser difícil de manejar para algunas personas. Si hayas que este es el caso para ti, haz lo posible por resistirlo o prueba el otro método. Si nunca antes has omitido el desayuno, puede tomar una semana o dos para que tu cuerpo se acostumbre.

Finalmente, puedes combinar ambos métodos como una forma de facilitar el ayuno de agua. Aquí hay una forma en que podrías hacerlo si estás comiendo un desayuno, almuerzo y cena regulares:

- Semana 1: Omite el desayuno y reduce el tamaño de tu almuerzo y cena en 250 calorías cada uno.
- Semana 2: Omite el desayuno y el almuerzo.
- Semana 3: Omite el desayuno y el almuerzo y reduce el tamaño de tu cena en 250 calorías.
- Semana 4: Comienza tu ayuno de agua.

Este enfoque combinado te permitirá comenzar con tu ayuno de agua rápidamente una semana antes que con cualquier método individual. Sin embargo, no sientas la necesidad de apresurar las cosas. Sé que puede ser emocionante comenzar con un ayuno de agua, y probablemente estés ansiosa por ver cómo es y experimentar los beneficios que puede brindarte. Recomiendo encarecidamente que respires profundamente y disminuyas la velocidad.

No es bueno precipitarse en un ayuno de agua solo para dejarlo antes de lo que querías. Por supuesto, siempre puedes reagruparte y volver a intentarlo más tarde, pero puede ser psicológicamente frustrante. Puede arruinarte hasta donde no veas el punto de intentarlo de nuevo. Tú debes seguir adelante. El ayuno de agua es difícil, pero cualquier cosa que valga la pena es difícil de lograr. Recuerda el por qué del capítulo anterior y sigue avanzando cuando empiece a ponerse difícil (porque en algún momento se volverá difícil).

Qué comer durante tu período de transición

Si estás haciendo uno de los dos primeros métodos de transición, no tienes que cambiar nada en lo que respecta a la forma en que comes durante las primeras tres semanas. Durante la última semana, puedes comenzar a consumir alimentos de tipo más líquido para ayudar a que tu cuerpo se acostumbre a un ayuno prolongado.

En este punto, solo estarás comiendo una pequeña cena de todos modos, por lo que cambiar lo que comes no afectará demasiado tus calorías en general. Aquí hay una lista de algunos buenos alimentos que puedes comer para ayudarte a moverte rápidamente a un ayuno de agua (no es una lista completa):

- Puré de patatas
- Sopa
- Caldo vegetal
- Fruta
- Vegetales
- Batidos

Por supuesto, hay más alimentos como estos que puedes comer, pero la premisa principal es que debes comer alimentos suaves o líquidos que sean fáciles de digerir para tu cuerpo. Si el pasar una semana entera solo comiendo alimentos como este es demasiado para manejar, entonces puedes comer más alimentos sólidos durante 1 a 4 días de la última semana para hacerlo más fácil. Sin embargo, te recomendaría que al menos los últimos tres días antes de tu ayuno, consumas solo alimentos a base de líquidos para que el inicio del ayuno de agua sea más rápido.

¿Qué debes beber durante tu fase de transición?

Si actualmente estás bebiendo muchas otras cosas además del agua, la fase de transición es un buen momento para dejar de consumir esas bebidas. En la última semana de tu fase de transición, lo único que debes beber es agua. Ocasionalmente puedes beber agua con gas o té de hierbas si contienen cero calorías.

En las primeras tres semanas de tu fase de transición, querrás eliminar lentamente todo lo que estés bebiendo que no sea agua. Entonces, por ejemplo, si actualmente estás tomando refrescos de soda, podrías pasar la primera semana tomando menos y menos refrescos cada día hasta que los hayas eliminado por completo. Luego, la próxima semana, puedes concentrarte en reducir la velocidad eliminando cualquier jugo que estés tomando, como el jugo de naranja.

Muchas personas creen erróneamente que el jugo es bueno para ti, sin embargo, la mayoría de los jugos están sobrecargados de azúcar. Incluso si tú mismo preparas el jugo con frutas frescas, querrás eliminar esto de tu dieta porque no se te permitirá durante el ayuno de agua.

El punto principal aquí es que querrás pasar aproximadamente una semana eliminando lentamente cada una de las bebidas que bebes actualmente. Si lo único que estás bebiendo, además del agua en este momento, es un refresco de soda, entonces es posible que desees pasar un par de semanas eliminándolo en lugar de solo una semana. Este es un ejemplo de cómo puedes hacerlo si tomas 16 onzas de refresco de soda al día:

- Día 1: Vierte 4 onzas de refresco de soda y diluye el refresco de soda con 4 onzas de agua
- Día 2: Igual que el día 1
- Día 3: Vierte 8 onzas de refresco de soda y diluye el refresco de soda con 8 onzas de agua
- Día 4: Igual que el día 3
- Día 5: Vierte 12 onzas de refresco de soda y diluye el refresco de soda con 12 onzas de agua
- Día 6: Igual que el día 5
- Día 7: Bebe sólo agua

Por supuesto, si deseas hacer las cosas un poco más fáciles, puedes extender este período de transición y hacerlo más largo. Si actualmente estás bebiendo más de 16-20 onzas de refresco de soda al día, es posible que debas extender esta fase de una semana a dos semanas por necesidad.

Capítulo 6: Cómo ayunar con agua

Ahora que has completado la fase de transición, estás listo para comenzar el ayuno de agua real. Lo que vas a hacer durante tu ayuno de agua es muy simple: solo toma agua y nada más en su mayor parte.

Sin embargo, aunque la premisa puede ser simple, ejecutarla durante un período prolongado de tiempo puede no serlo. Por eso querrás asegurarte de seguir este proceso exacto paso a paso para garantizar la mejor oportunidad de éxito posible:

Paso # 1: Determina cuánto durará tu ayuno de agua

Antes de entrar en un ayuno de agua, lo primero que debes determinar es cuánto tiempo realmente deseas ayunar. Si esta es la primera vez que realizas un ayuno de agua, entonces comienza con algo simple como 1-2 días. Demonios, incluso podrías hacer medio día si luchaste durante tu fase de transición.

La clave aquí es no ser demasiado duro contigo mismo. Siempre puedes hacer más ayunos de agua más tarde y hacer tu camino sobre lo que has hecho. Con demasiada frecuencia, sin embargo, la gente quiere resultados instantáneos de la noche a la mañana.

Pueden saltar inmediatamente a un ayuno de 15 días y fracasar miserablemente. La verdad es que está bien hacer tu camino hasta un ayuno de 15 días (o más). No sientas la necesidad de saltar a un ayuno más largo si no vas a poder completarlo.

Comienza con 1-2 días. Obtén algo de experiencia y luego comienza a aumentar la duración. Una vez que completes un ayuno de agua de un día, pasa a un ayuno de agua de dos días. Después de eso, muévete a 3 días y así sucesivamente.

Independientemente de lo que elijas, asegúrate de saber de cuánto tiempo deseas que sea el ayuno con anticipación.

Si llegas al final de la duración predeterminada de tu ayuno y sientes que podrías seguir avanzando, entonces, desde luego, hazlo. Establece una nueva duración para cuanto tiempo te gustaría seguir y haz que sea tu nuevo objetivo. Por otro lado, si sientes síntomas extremos y quieres detener el ayuno temprano, hazlo.

Tú conoces tu cuerpo mejor que nadie, y solo porque estableces un objetivo para un ayuno de agua de 3 días no significa que tengas que llevarlo hasta el final. Sé inteligente. Recuerda que solo porque hayas fallado esta vez no significa que volverás a fallar en el futuro. Levántate y vuelve a la pista para el siguiente intento.

Paso # 2: Conoce tu horario

Este es probablemente el paso más importante del ayuno de agua. No podrás predecir el 100% de lo que sucederá mientras estés ayunando con agua, sin embargo, querrás tener el control de la mayor cantidad posible de tu horario. El objetivo de un ayuno de agua es estar en un ambiente mental y físicamente libre de estrés para que tu cuerpo pueda desintoxicarse.

Si tienes un trabajo exigente física o mentalmente, ¿cómo se optimizará tu cuerpo para limpiarse a sí mismo? No lo hará. Es por eso que necesitas limpiar tu horario de trabajo y quedarte en casa, donde puedas relajarte. Si tiene algo de tiempo de vacaciones ahorrado, úsalo para poder tener unas "vacaciones sin viajar" y completar tu ayuno de agua.

Si realizas un trabajo en el que no es posible tomar varios días de descanso seguidos, entonces comienza poco a poco y completa tu ayuno de agua durante el fin de semana. Alejarse de las personas y relajarse en casa puede parecer trivial, pero en realidad es crítico. Piénsalo.

¿De verdad crees que a tus compañeros de trabajo les importa que estés haciendo un ayuno de agua? De ninguna manera. Ellos comerán justo en frente de ti durante su hora de almuerzo. Y estar rodeado de otras personas que comen solo te tentará a romper tu ayuno. Es una mala idea.

Incluso si tienes un trabajo de escritorio, puede ser mentalmente agotador y no quieres gastar tu valiosa energía y fuerza de voluntad en tu trabajo cuando las podrías haber ahorrado. Sí, esto significa que es posible que tengas que esperar un poco más para hacer tu ayuno de agua o que tengas que planificar un poco más, pero valdrá la pena invertir el tiempo extra.

Paso # 3: Elimina las posibles distracciones

Lo siguiente que querrás hacer es pensar en posibles distracciones que podrían tentarte a comer mientras estás en tu casa. Un gran ejemplo de esto es la televisión. Mientras ves la televisión, podría salir una pausa comercial para comida rápida, y las cosas podrían haber estado sin problemas en ese momento solo para ser destrozadas por un tonto comercial.

Una vez más, es posible que no pienses nada de un simple comercial. Podrías pensar que los anuncios no te afectan, pero la investigación demuestra que sí lo hacen (7). Por supuesto, normalmente cuando no tienes hambre, ver un comercial de comida probablemente no sea tan importante. Sin embargo, si no has comido nada durante unos días, de repente ese anuncio puede ser muy tentador.

Por lo tanto, lo mejor que puedes hacer por ti mismo es mirar televisión pregrabada si tienes la capacidad de hacerlo o no ver la televisión por completo durante tu ayuno. No vale la pena el riesgo. En cambio, lo que puedes hacer es mirar algo como Netflix o Hulu.

Una vez más, si decides ver Hulu, ten mucho cuidado porque hay anuncios en Hulu, e incluso si estás viendo Netflix, debes tener cuidado. Si ves un programa que tiene un montón de comida, o gente comiendo, todavía tendrás la tentación de comer cuando no deberías. No hace falta decir que ver un programa de cocina es una mala idea. Ver algo como un documental (no relacionado con alimentos) es una buena idea.

La otra cosa que querrás considerar es tu familia. Por lo general, puedes comer con tu familia o vivir con otras personas que probablemente no vayan a hacer un ayuno de agua contigo. Siendo este el caso, deberás separarte de tu familia o compañeros de habitación mientras comen. No estás tratando de ser antisocial aquí, simplemente no vale la pena el riesgo de ceder ante la vista y el olor de la comida.

En serio, este es el tipo de cosas que deberás planificar con anticipación para que tengas la mejor oportunidad de triunfar. Si incluso una pequeña parte de ti piensa que alimentar a tu propio gato puede hacer que te antojes, ¡haz que otra persona alimente a tu mascota mientras estás haciendo el ayuno de agua!

Paso # 4· Planifica lo que harás durante tu ayuno de agua

Si vas a quedarte en casa principalmente durante tu ayuno de agua, entonces necesitarás algo que haga que tu cerebro se mantenga ocupado. Si no te mantienes ocupado o distraído, ¿adivina en qué vas a pensar? ¡Así es!, en comida Y, por supuesto, eso es en lo último en lo que quieres pensar mientras estás haciendo un ayuno de agua, por lo que es una buena práctica saber de antemano qué estarás haciendo a lo largo del día.

El mejor lugar para comenzar es pensar en algunas de tus actividades o pasatiempos favoritos. Estas deben ser aficiones no extenuantes, pero ¿qué es algo que has hecho antes en lo que te has perdido por completo? Estoy hablando de pasar horas y horas sin que ni siquiera te dieras cuenta.

¿Olvidaste comer, incluso olvidaste ir al baño porque estabas muy absorta en esta actividad? Esto podría ser una cosa diferente para diferentes personas. Cualquiera que sea la actividad, esa es una gran idea para algo que podrías hacer durante tu ayuno de agua.

Aquí hay algunas ideas de lo que puedes hacer mientras estás en casa durante el ayuno de agua:

- Jugar videojuegos (¡por supuesto, juegos que no sean demasiado estresantes!)
- Leer libros
- Mirar un nuevo programa en Netflix
- Pintar o dibujar
- Hacer ejercicio ligero como caminar afuera o estirarte
- Meditar
- Escuchar podcasts.
- Escuchar música

Estas son solo algunas ideas para mantener en marcha tu cerebro, pero querrás asegurarte de tener al menos una buena idea de las actividades que realizarás a lo largo del día para mantener tu mente distraída.

Paso # 5: Ten algo para esperar hasta más tarde en el día

Otra buena manera de no pensar en la comida es tener algo emocionante que esperar más adelante en el día. Crea una rutina nocturna por la que pasarás cada noche durante tu ayuno de agua. Aquí hay una muestra de una rutina por la noche por la que puedes pasar:

1. Meditar y estirarte: 30 minutos
2. Salir a pasear: 30 minutos
3. Tomar un baño caliente mientras escuchas música o podcasts: 30 minutos
4. Leer un libro: 30 minutos

Por supuesto, puedes hacer lo que quieras, pero te recomiendo tener un plan que dure por lo menos una hora y media o dos horas. Puede parecer una tontería, pero recuerda cuando eras un niño en la víspera de Navidad u otra festividad con la que te emocionabas. ¿Cómo te sentías la noche anterior? ¡Estabas tan emocionado que apenas podías dormir! ¡Pensar en qué comer fue probablemente la última cosa en tu mente!

Paso # 6: Ejecutar el ayuno de agua

Has realizado mucha planificación y preparación hasta este momento, ¡y el tiempo extra invertido valdrá la pena! Te has preparado a ti mismo y a tu cuerpo para la mejor oportunidad posible de éxito. Ahora todo lo que tienes que hacer es abstenerte de comer.

Estoy hablando aquí de absolutamente nada de comer. Sin suplementos, sin limones o limas, sin goma de mascar, sin jugo, sin leche, etc. Lo único que puedes beber es agua.

Esto puede sonar aburrido y patético, ¡y eso es porque lo es totalmente! ¡La idea de tomar refrescos o comer una pasta azucarada es mucho más gloriosa que beber agua pura! ¡Pero recuerda que solo el agua es todo el punto del ayuno! Así es como pondrás a tu cuerpo en un verdadero estado de cetosis y experimentarás todos los increíbles beneficios que el ayuno de agua puede proporcionarte. ¡Así que sigue así porque la recompensa bien valdrá la pena!

Capítulo 7: Cómo salir de un ayuno de agua

La forma más importante de todo el proceso de ayuno de agua es cómo salir de un ayuno de agua. Cuanto más tiempo duró tu ayuno, más crítica será la transición de tu ayuno de agua. Al final de tu ayuno de agua, tu estómago estará muy suave y sensible.

Si finalizas tu ayuno comiendo muchos alimentos que son difíciles de digerir para tu cuerpo, te darán problemas digestivos, como malestar estomacal o, posiblemente, vómitos. Por supuesto, pensar en qué comer para terminar un ayuno, o cuánto tiempo debes pasar en la transición de un ayuno de agua es probablemente lo último en tu mente, pero no debería serlo. ¡Cómo salir de un ayuno de agua debe ser el foco!

Cuánto tiempo debe llevar la transición para dejar un ayuno de agua

La cantidad de tiempo que necesitas para pasar la transición fuera del ayuno de agua depende en gran medida de la duración del ayuno de agua. Si alguna vez has realizado ayunos intermitentes durante solo 12 a 24 horas, por ejemplo, entonces no hay mucha necesidad de hacer la transición de tu ayuno. Puedes salir de tu ayuno y comer como quieras, pero por supuesto, todavía se recomienda que comas de manera saludable.

Sin embargo, cuando se trata de un ayuno de agua, vas a estar en ayunas por períodos de tiempo de un poco más de 12-24 horas, dependiendo de tu nivel de experiencia. Esto le dará a tu cuerpo mucho más tiempo para limpiarse y tu estómago también se reducirá un poco.

Además de eso, tu estómago también estará mucho más sensible a los alimentos que consumes cuando rompas tu ayuno. Este es un buen cronograma que puedes usar para determinar de cuánto debe ser tu período de transición:

Duración del ayuno de agua	Período de transición
3-4 días	1-2 días
5-6 días	2-3 días
14 días	1 semana

Esencialmente, tomarás la duración de tu ayuno de agua y la dividirás por la mitad. Eso es aproximadamente cuánto debe durar tu transición fuera del ayuno de agua. Y para aclarar, este es el tiempo que estás pasando después de que completes tu ayuno de agua. Por ejemplo, si planeaste hacer un ayuno de agua durante una semana, no harías un ayuno de agua durante 3.5 días y luego comenzarías tu transición fuera del agua durante el resto de la semana. Pasarías toda la semana haciendo tu ayuno de agua, y luego pasarías los siguientes 3-4 días haciendo la transición fuera de ese ayuno de agua.

Qué evitar comer cuando se hace una transición fuera de un ayuno de agua

Entonces, ¿qué es exactamente lo que no debes comer cuando sales del ayuno de agua y comienzas a volver a una forma normal de comer? Bueno, desde el principio, un par de cosas que querrás evitar son las carnes y los productos lácteos.

Una gran cantidad de productos de origen animal están muy procesados, y normalmente podrías comer estos alimentos sin ningún problema, pero recuerda que no has comido nada durante días. Tu cuerpo se encuentra en un estado muy sensible en este momento y todos esos productos químicos adicionales e ingredientes procesados pueden darle a tu cuerpo ataques, ya que se pasó los últimos días limpiándose.

Esto no solo se aplica a los productos animales, sino que debes mantenerte alejado de cualquier alimento procesado cuando estés dejando un ayuno de agua. Por supuesto, debes mantenerte alejado de los alimentos procesados tanto como sea posible, pero es especialmente importante cuando estés dejando un ayuno. Es por las mismas razones por las que querrás evitar los productos de origen animal: pueden alterar tu estómago después de que se acabe de limpiar de toxinas.

Imagina cómo te sientes después de que te limpian los dientes en el dentista. Tus dientes se sienten impecables, limpios y brillantes. ¡Es probable que no quieras comer nada después de irte porque arruinará esa brillante sensación de limpieza que tienes! Esto es similar a cómo es tu cuerpo. Solo pasó los últimos días o semanas limpiándose, ¡y no quieres arruinar todo al comer chatarra!

Otra cosa que querrás evitar son las grasas. Sí, no todas las grasas son malas para ti. Los alimentos como los aguacates y las nueces son muy buenos para ti. En este caso, sin embargo, tú querrás evitar comer cualquier tipo de grasa.

La razón de esto es que las grasas son más difíciles de digerir para tu cuerpo y requieren más energía para que tu cuerpo pueda descomponer los alimentos y procesarlos. Esto se conoce como el efecto térmico de los alimentos, y es un concepto genial si estás interesado en perder peso. ¡Esto se debe a que tu cuerpo quemará calorías para procesar los alimentos que comes!

Sin embargo, cuando estás saliendo de un ayuno de agua, es algo de lo que deberías tener cuidado. No quieres que tu cuerpo ejerza más energía de la que tiene para digerir y procesar los alimentos que estás comiendo. Por esta razón, tú querrás evitar comer grasas y proteínas durante tu transición fuera de tu ayuno de agua.

Podría sorprenderte que también debas evitar los alimentos ricos en proteínas, pero la proteína tiene el efecto térmico más alto de los tres macronutrientes (proteínas, carbohidratos y grasas). Por lo tanto, tu cuerpo tendrá que trabajar más duro para digerir alimentos ricos en proteínas, y tú quieres mantener las cosas simples para tu cuerpo.

Qué comer al salir de un ayuno de agua

Ahora que sabes lo que no debes comer durante un ayuno de agua, ¿qué debes comer exactamente para romper tu ayuno? Una de las mejores cosas que puedes consumir para salir de un ayuno de agua es algo que contiene mucha agua.

Un gran ejemplo de esto sería algo como un batido. El líquido facilitará la digestión en tu cuerpo y las frutas y vegetales que se encuentran en el batido contendrán agua estructurada. El agua estructurada es agua que tu cuerpo puede usar para hidratarse. Es diferente del agua a granel, que tu cuerpo debe convertir en agua estructurada para que se pueda usar.

Aquí hay una lista de frutas y verduras alcalinas que puedes usar para hacer jugos y batidos:

Frutas:

- Sandías
- Mangos
- Peras
- Maracuyá
- Melón cantalupo
- Uvas

Vegetales:

- Col rizada
- Berzas
- Espinaca
- Acelga
- Pepinos

- Apio

Pasa por lo menos de medio día a un día completo consumiendo solo líquidos como jugos de frutas / vegetales y batidos. Después de eso, puedes comenzar a comer sopas con caldo de verduras o huesos por un día o más. Y luego puedes pasar a comer frutas y verduras enteras por el resto de tu período de transición.

Y eso es todo lo que hay que hacer. Deseas comer principalmente frutas y verduras cuando rompes un ayuno de agua porque contienen grandes cantidades de agua y son fáciles de digerir para tu cuerpo. Puedes ser voraz y desear comer todo lo que esté a la vista una vez que termine tu ayuno, pero debes tener autocontrol. ¡Tu estómago te lo agradecerá muchas veces por tenerlo!

Capítulo 8: Ayuno de agua para bajar de peso

Una de las principales razones por las que podría interesarte el ayuno de agua es porque puede ayudarte a perder peso. Sí, es cierto que, si no comes nada y solo bebes agua, perderás peso.

Sin embargo, no podrás pasar el resto de tu vida sin comer nada. Por lo tanto, es importante que entiendas cómo funciona tu cuerpo en lo que respecta a quemar grasas para poder salir del ayuno de agua y poder mantener el peso extra fuera para siempre.

¿Por qué necesitamos energía?

Tu cuerpo tiene muchas funciones diferentes. Tiene que digerir alimentos, respirar, hacer circular sangre, etc. Todas estas funciones requieren energía. Entonces, ¿dónde es que nuestro cuerpo obtiene la energía necesaria para mantenerse adecuadamente?

Bueno, ¡viene de los alimentos que comes! El alimento contiene calorías, y las calorías son simplemente una medida de energía. Entonces, si tú comes algo que contiene 200 calorías y yo como algo que contiene 300 calorías, esencialmente estoy consumiendo más energía que tú.

La cosa es que debemos usar esta energía. Si no lo hacemos, nuestros cuerpos almacenarán la energía sobrante (es decir, almacenará las calorías sobrantes) como grasa para un uso posterior. Esto puede parecer triste de pensar.

¿Por qué nuestros cuerpos no pueden simplemente deshacerse del exceso de calorías que comemos? ¿Por qué tienen que almacenarse como grasa? Bueno, si nuestras calorías adicionales no se almacenaran como grasas, es posible que tú y yo no estaríamos aquí hoy...

Cómo comieron nuestros antepasados vs. cómo comemos en el mundo moderno

En su día, la comida era escasa. Nuestros antepasados no podían simplemente ir a un restaurante de comida rápida y conseguir una hamburguesa, papas fritas y un batido. Tenían que buscar su comida o cazarla.

A diferencia de nosotros, no sabían de dónde vendría su próxima comida. Es por eso que cuando encontraban comida, como un gran búfalo, por ejemplo, tenían un festín. Todas esas calorías adicionales que nuestros antepasados comerían en los próximos días se almacenaban como energía que podrían utilizar mientras buscaban su próxima comida.

Y eso funcionó bien para nuestros antepasados. Simplemente no almacenaban tanta grasa porque no tenían tantas oportunidades de comer en exceso como lo hacemos hoy. Cuando comían en exceso, era algo bueno porque la grasa almacenada sería útil en caso de que no pudieran encontrar comida por un tiempo.

En el mundo moderno, las cosas son muy diferentes. Podemos comer en exceso todos los días, en cada comida si así lo deseamos. Y no tenemos que esperar a buscar animales para cazar o algo así.

Cuando volvamos a tener hambre, simplemente podemos ir a comer otra comida. Y aquí es donde viene el problema. En el pasado, esencialmente te obligaban a ayunar después de comer porque no había un refrigerador al que pudieras caminar y hacer un sándwich.

Hoy en día, no hay nada que nos obligue a ayunar o hacernos responsables. Si queremos comer más, podemos hacerlo fácilmente. No hay casi nada en el mundo moderno que pueda evitar que una persona hambrienta coma. Este es otro beneficio imprevisto del ayuno de agua.

Estarás desarrollando tu fuerza de voluntad mediante el ayuno, aunque no tengas que hacerlo como nuestros antepasados. Las cosas como la enfermedad cardiovascular y la obesidad no eran tan comunes en ese entonces como lo son ahora, y el ayuno con agua puede ayudarte a volver a comer más como lo hicieron nuestros antepasados.

¿De dónde vino mi afición a los dulces?

Como se mencionó anteriormente, uno de los beneficios del ayuno de agua es que puede ayudarte a deshacerte de tus antojos. Si por lo general te encuentras con ganas de helado o pastel, por ejemplo, el ayuno de agua puede ayudarte a librarte de esos antojos. ¿Pero de dónde vino en primer lugar?

Podrías pensar que la razón por la que a los humanos les gustan tanto los alimentos azucarados y salados es porque las compañías publicitan constantemente comida chatarra en todas partes, y eso es lo que te hace ansioso por comer alimentos poco saludables. En realidad, tú ya deseas estos alimentos biológicamente, y los anunciantes están tratando de explotar esta necesidad innata.

Este deseo innato por alimentos azucarados y salados puede parecer una maldición, pero una vez más, si no estuviera allí, es posible que no estuviéramos aquí hoy. Recuerda que, en la antigüedad, la comida escaseaba. Nuestros antepasados tenían que tomar lo que pudieran conseguir.

Encontrar un arbusto con algunas bayas estaba bien, eso proporcionaría algunas calorías, pero no muchas. Sin embargo, los alimentos que son azucarados (como la miel) o grasos y salados nos daban muchas más calorías de las que comíamos normalmente. Esto fue algo bueno porque nos permitió poder consumir más calorías rápidamente y almacenarlas para su uso posterior.

Cuando comíamos alimentos azucarados y salados, liberábamos hormonas para sentirnos bien en nuestro cerebro, como la dopamina y la serotonina (8), lo que nos indicaba que debíamos comer estos alimentos cuando pudiéramos. En ese entonces, dado que los alimentos azucarados y salados eran muy difíciles de conseguir, este impulso biológico por comer azúcar y sal era algo bueno. Nos ayudó a mantenernos vivos.

Hacemos un avance rápido hasta el día de hoy, y el exceso de alimentos azucarados y salados hace más daño que beneficio para la mayoría de las personas. Recordemos cómo algunos estudios han demostrado que la azúcar es tan adictiva como las drogas.

Así que definitivamente es algo que debes vigilar. Todos deberían ser mucho más conscientes de cuándo van a comer comida chatarra solo por esta razón, pero, lamentablemente, la mayoría de la gente come como si no hubiera un mañana.

¿Cómo tu cuerpo gana o pierde peso?

Como acabo de mencionar, tu cuerpo necesita energía para mantener y sostener tu vida. Obtienes energía de los alimentos que comes. ¿Qué es lo que determina cuánto podemos comer antes de comenzar a almacenar alimentos en forma de grasa?

Se llama tu tasa metabólica de reposo o rmr para abreviar. Esencialmente, tu rmr es la cantidad de calorías que quemarás en un día determinado. Por ejemplo, si quemas 2,000 calorías al día, esto significa que tu tasa metabólica de reposo es de 2,000 calorías.

Un excedente de calorías es cuando consumes más calorías que tu tasa metabólica de reposo. Usando el mismo ejemplo, si tu tasa metabólica de reposo es 2,000 calorías, si comes más de 2,000 calorías, tendrás un excedente calórico. Un excedente calórico es exactamente lo que parece, un excedente de calorías o energía.

Estas son calorías que tu cuerpo no tuvo que usar, por lo que almacenarás el excedente como grasa para su uso posterior. En esencia, todo se reduce esto: si comes más calorías de las que quemas, comenzarás a ganar peso. Del otro lado de las cosas, está el déficit calórico.

Un déficit calórico es cuando consumes menos calorías que tu tasa metabólica de reposo. Por ejemplo, si tu rmr tiene 2,000 calorías y tú comes menos de 2,000 calorías, tendrás un déficit calórico. Esto significa que tu cuerpo necesita más energía de la que tú le proporcionas, y debe generar la energía extra de algún lugar.

Aquí es cuando tu cuerpo usualmente usará sus reservas de grasa para obtener la energía restante que necesita para continuar funcionando. En raras circunstancias, tu cuerpo utilizará tu músculo para obtener energía. Sin embargo, esto solo sucede si tú estás en un déficit calórico severo durante un período prolongado de tiempo y no estás haciendo ejercicio o comiendo suficientes proteínas.

¡No sucede tanto como las revistas de músculos que venden proteína en polvo quieren que creas, confía en mí! Sin embargo, aún puedes estar preocupado porque no vas a comer nada en absoluto durante días a la vez. Sí, es cierto, pero recuerda que cuando ayunes, tu cuerpo producirá naturalmente más hormona de crecimiento humano (9).

Esta hormona de crecimiento humano extra protegerá tu músculo de ser utilizado para obtener energía mientras estás en ayunas. Entonces, mientras estés levantando pesas regularmente (cuando no estás en ayuno de agua, por supuesto) 2-3 veces por semana y comiendo suficientes proteínas (1-8 gramos por libra de peso corporal), no tienes nada de qué preocuparte.

Toda la exageración de que necesitas comer proteínas cada dos horas o perderás músculo es solo eso: exageración. Todo lo que necesitas saber es que cuando consumes menos calorías de las que quemas, tienes un déficit calórico y comienzas a perder peso. ¡Esto es una gran cosa porque estar en un déficit calórico es la única forma en que tu cuerpo puede perder peso!

Aquí hay un simple desglose de todo:

Samantha tiene una tasa metabólica de reposo de 1,600 calorías.

- Si Samantha come 1,600 calorías al día, ella come para el mantenimiento y no ganará ni perderá peso.

- Si Samantha come más de 1,600 calorías por día, entonces tendrá un excedente de calorías y comenzará a ganar peso.

- Si Samantha come menos de 1,600 calorías por día, tendrá un déficit calórico y comenzará a perder peso.

Cómo determinar tu tasa metabólica de reposo

Entonces, ¿cómo averiguas exactamente cuál es tu tasa metabólica de reposo? Hay una fórmula muy simple que puedes usar para descubrir qué es -

Peso corporal en libras x 13 = tasa metabólica de reposo

Digamos, por ejemplo, que Samantha pesa 123 libras. Así es como ella determinaría su tasa metabólica de reposo:

123 x 13 = 1,600

¡Es así de simple! Ahora Samantha sabe que, si quiere comenzar a perder peso, necesitará comer menos de 1,600 calorías. Pero, ¿cuánto menos de 1,600 calorías debería estar comiendo?

Averigua qué tan rápido quieres perder peso

Ok, ahora Samantha sabe que necesita comer menos de 1,600 calorías para comenzar a perder peso. ¿Cuántas calorías debería comer ella? Claro que podría comer un poco menos de 1,600, digamos 1,500, pero eso no será suficiente para que la aguja se mueva pronto.

Por otro lado, podría adoptar un enfoque extremo cuando no está en ayuno de agua y reducir sus calorías diarias a la mitad a 800. Recuerda que 800 calorías al día sería la cantidad de calorías que consume cuando no está haciendo un ayuno de agua. Esta cantidad de calorías la haría perder peso muy rápidamente, sin embargo, no será sostenible en el largo plazo.

Es por eso que recomiendo encontrar un equilibrio en el que no reduzcas tus calorías con demasiada severidad, sino que las reduzcas lo suficiente como para hacer una gran diferencia para comenzar a perder peso.

Y dado que hay aproximadamente 3,500 calorías en una libra de grasa (10), tiene sentido lograr un déficit semanal de 3,500 calorías por semana. Y si divides 3,500 por 7 obtendrás 500. Esto significa que tendrás que crear un déficit calórico diario de 500 calorías para perder una libra por semana.

Usando a Samantha como ejemplo una vez más:

Tasa metabólica de reposo = 1,600

1,600-500 = 1,100

Esto significa que Samantha tendrá que comer 1,100 calorías por día para perder aproximadamente 1 libra por semana.

Sí, pero ¿cómo aplico esto al ayuno de agua?

Obviamente, cuando estás en el ayuno de agua no estarás comiendo calorías en absoluto. Esto significa que estarás creando un enorme déficit calórico, que equivale a una pérdida de peso masiva. La gente puede perder fácilmente hasta 1-5 libras por día cuando hace el ayuno de agua. La razón por la que aún es importante saber cuál es tu tasa metabólica de reposo es porque determinará cuánto necesitas comer cuando no estás en ayuno de agua.

Cuando alguien comienza un ayuno de agua, tendrá un déficit calórico y comenzará a perder peso sin problemas. El problema surge cuando ese individuo sale de un ayuno de agua. ¿De qué te sirve el ayuno de agua solo para volver a tus hábitos alimenticios normales de comer comida chatarra?

¡No te hace bien! Eventualmente ganarás todo el peso que perdiste durante el ayuno de agua. Sin embargo, si conoces tu rmr, sabrás cuántas calorías necesitas comer para seguir perdiendo peso incluso después de que tu ayuno de agua haya terminado.

El beneficio del ayuno de agua es que, dado que creará un déficit calórico masivo durante el ayuno, lo más probable es que puedas comer calorías de mantenimiento o incluso un excedente por unos días y perder peso. Todo depende de la cantidad de peso que quieras perder por semana y de la frecuencia con la que quieras hacer ayunos de agua.

No hagas más ayunos de agua en un lapso de tiempo del que tu cuerpo puede manejar, y no te sientas tan ansioso para intentar perder todo el exceso de peso en una semana. Tú no ganaste todo el peso de la noche a la mañana; así que no intentes perderlo de la noche a la mañana tampoco.

Un ejemplo de esto sería determinar qué quieres perder 3 libras en las semanas en que haces ayuno de agua y 1 libra por semana en las semanas en que no haces ayuno de agua.

Por supuesto, la cantidad de tiempo durante el cual haces ayuno de agua determinará cómo necesitas comer durante el resto de la semana para alcanzar tu meta. Por ejemplo, si realizas un ayuno de agua durante el fin de semana y pierdes 2 libras, entonces esto significa que tienes los 5 días restantes para perder la libra adicional para poder alcanzar tu objetivo semanal -

3,500 calorías en una libra de grasa / 5 días = 700 calorías

Esto significa que necesitarías comer con un déficit calórico de aproximadamente 700 calorías por día durante los 5 días restantes de la semana para perder esa libra extra.

Lo principal que recordar con el ayuno de agua para bajar de peso

¿Las dietas generalmente funcionan bien para la mayoría de las personas que las prueban? ¡No, no lo hacen! La razón por qué es porque la gente quiere una solución rápida. Quieren mágicamente cambiar de la noche a la mañana.

Esto hace que tomen medidas irracionales para tratar de alcanzar sus objetivos. Harán cosas que no serán sostenibles a largo plazo, y se enfrentarán a una miseria durante el tiempo que puedan. Una vez que ya no pueden soportarla más, abandonan su dieta, comen en exceso y comienzan a recuperar todo el peso.

Luego, una vez que se sienten mejor con ellos mismos, prueban una dieta diferente y el proceso comienza de nuevo. Esto se conoce como dieta yo-yo donde se pierde peso y se recupera, y luego se pierde, se recupera, etc. Para romper este círculo vicioso, las personas deben dejar de ver las dietas como algo miserable que no pueden esperar para superar. En cambio, las personas necesitan incorporar cambios en su estilo de vida.

Simplemente cambiando su vocabulario de decir "Estoy en una dieta", a "Estoy haciendo cambios en mi estilo de vida" tendrá un profundo impacto psicológicamente en ti. Piensa en la palabra dieta. ¿Qué se te viene a la mente?

Para mí, cuando pienso en la palabra dieta, pienso en el cambio a corto plazo. Pienso en alguien que está a dieta, lo que significa que eventualmente tendrá que abandonar su dieta. Ahora piensa en la frase cambio de estilo de vida. ¿Qué significa para ti?

Para mí, la frase cambio de estilo de vida significa un cambio total y completo, una nueva forma permanente de hacer las cosas. Así es como necesitas enfocar el ayuno de agua y tu peso. Obviamente, no puedes hacer un ayuno de agua por el resto de tu vida, por lo que necesitas incorporarlo como parte de un cambio de estilo de vida.

Tal vez el cambio de estilo de vida sea hacer un ayuno de agua una vez al trimestre o una vez al mes, y tú lo haces consistentemente por mucho tiempo. Luego, durante el resto del tiempo cuando no estás en ayuno de agua, comes alimentos sanos y saludables que ayudan a nutrir tu cuerpo y a suministrarle la energía que necesita.

¿Significará esto que siempre comerás sano el 100% del tiempo? ¡No, por supuesto que no, nadie es perfecto! Imagínate si tu cambio de estilo de vida fuera comer alimentos saludables y limpios el 90% del tiempo. ¡Eso es mucho más factible y sostenible! Todavía podrás disfrutar comiendo comidas deliciosas en eventos familiares y fiestas.

Lo que no quieres hacer es comenzar el ayuno de agua, y luego volver a tus viejos hábitos alimenticios. Luego, una vez que recuperes el peso, comiences otra vez el ayuno de agua solo para volver a comer comida chatarra. Esto es similar al enfoque de dieta yo-yo del que hablé anteriormente, y el resultado a largo plazo no será bueno.

Recuerda simplemente que perder peso no es el objetivo. No es bueno perder peso si solo lo vas a recuperar de inmediato. Quieres perder peso y saber que NUNCA volverá. La única manera de hacerlo es incorporar el ayuno de agua y la alimentación saludable como un cambio en el estilo de vida que se realiza durante mucho tiempo por venir.

Capítulo 9: Consejos y trucos para facilitar el ayuno de agua

Sin lugar a dudas, el ayuno de agua puede ser muy difícil, especialmente si no estás acostumbrado. La idea de pasar una semana sin comer nada puede parecer bastante desalentadora. Lo primero que debes recordar es lo increíble que es nuestro cuerpo y cerebro para adaptarse a la situación actual.

Para ilustrar este punto, un profesor de la Universidad de Innsbruck realizó un experimento con su asistente, ¡donde lo hizo usar un par de gafas especiales que invirtieron su visión (11)! ¡Todo estaba al revés! Al principio, el asistente tropezó y luchó para hacer las tareas cotidianas normales, como sentarse en una silla, agarrar un objeto o subir un tramo de escaleras.

Sin embargo, después de aproximadamente una semana, algo interesante comenzó a suceder, ¡él comenzó a adaptarse! De hecho, después de solo 10 días, todo parecía normal para él, su cerebro se había adaptado al nuevo entorno.

Imagina que eres el sujeto del investigador en este experimento. Sería bastante difícil al principio, ¿verdad? Incluso podrías pensar, "¿Cómo voy a superar esto?" Pero pronto, te adaptarás a la situación en cuestión y la superarás.

Lo mismo ocurre con el ayuno de agua. Habrá períodos difíciles por los que tendrás que pasar, pero si puedes atenerse a él, te ajustarás a él y tu recompensa te estará esperando en el otro lado. ¡Así que hagas lo que hagas, no te rindas!

¡Sigue intentando hasta que lo consigas! Si tienes que detener un ayuno de agua más corto de lo que te hubiera gustado, recuerda que siempre puedes volver a intentarlo más tarde, ¡pero no te rindas permanentemente! Esa es la única manera real de perder. Dicho esto, aquí hay algunas cosas que puedes hacer para facilitar un poco más el proceso de ayuno:

Consejo # 1: Comienza en pequeño con el ayuno intermitente

El ayuno durante 3-5 días o más de una semana puede sonar muy desalentador. No te sientas obligado a saltar a un ayuno de agua de 3 días si no te sientes cómodo al hacerlo. Si deseas sumergir tus pies en la piscina y ver cómo es el ayuno de agua, comienza con un ayuno intermitente.

Con el ayuno intermitente, simplemente tomarás un descanso periódico de comer. Existen muchos enfoques diferentes para el ayuno intermitente y, si deseas obtener más información sobre ellos, asegúrate de consultar mi otro libro sobre el ayuno intermitente.

Por ahora, sin embargo, voy a desglosar un par de métodos populares. El primero consiste en ayunar todos los días durante 16 horas y luego comer durante las 8 horas restantes del día. Así es como puedes configurar tu horario de comidas:

- Mediodía: Comida # 1
- 4:00 pm: Comida # 2
- 8:00 pm: Comida # 3

Básicamente, una vez que termines tu comida a las 8:00, comenzarás tu ayuno, y luego terminarás tu ayuno al día siguiente al mediodía. Siéntete libre de ajustar los períodos de tiempo para cuando comas como te plazca. Siempre y cuando sigas la premisa principal de ayunar durante 16 horas todos los días, estarás listo.

El otro método consiste en ayunar por un período de 24 horas 1-2 veces por semana. Puedes comenzar tu ayuno cuando lo desees, pero cuando lo haces, no puedes comer nada durante las próximas 24 horas. Por ejemplo, digamos que comiste tu última comida el miércoles al mediodía.

Esto significaría que no podrías comer tu próxima comida hasta el jueves al mediodía. La clave para este tipo de ayuno es dormir durante la parte más difícil del ayuno. Por ejemplo, si encuentras que la marca de 8 horas de tu ayuno de 24 horas es la más difícil, entonces prográmala para cuando vayas a la cama a dormir.

Prueba el ayuno intermitente durante un mes y mira qué tan bien te adaptas a él. Es una buena manera de prepararte para el ayuno de agua si no estás listo para sumergirte en él.

Consejo # 2: Consume vinagre orgánico de manzana antes de acostarte

Tomar 1-2 cucharadas de vinagre orgánico de manzana puede ser un gran beneficio para ti mientras estás en ayunas. Y no te preocupes, no te sacará de tu ayuno ni te sacará del estado de quema de grasa conocido como cetosis. El vinagre de manzana es un ácido carboxílico, lo que significa que puede aumentar la absorción de minerales de tu cuerpo.

Un gran problema con el que se encuentra la gente cuando hace el ayuno de agua es la absorción de minerales. Puedes perder muchos minerales mientras ayunas, y aún más, los minerales se eliminarán si bebes mucha agua como deberías. Así que consumir el vinagre de manzana ayudará con el equilibrio mineral.

Además, también ayudará a estabilizar tus niveles de azúcar en la sangre. Cuando tus niveles de azúcar en la sangre suben y bajan, es más probable que experimentes antojos. Y mientras más antojos experimentes, más tentación tendrás de querer comer en exceso. Obviamente, eso es algo que tú querrás evitar tanto como sea posible, y el vinagre de manzana orgánico te ayudará a hacer precisamente eso.

Consejo # 3: Sal rosa del Himalaya

Por la mañana, consume 8 onzas de agua tibia con una cucharadita de sal rosa del Himalaya disuelta en el agua. La razón principal por la que deseas que el agua esté tibia en lugar de fría es que el agua tibia ayudará a desintoxicar mejor tu cuerpo. Tampoco será tanto como un "choque" para tu cuerpo a primera hora de la mañana.

La sal rosa del Himalaya te ayudará a darte un perfil completo de los minerales que no consumirás en tu dieta debido al hecho de que estarás ayunando. Puede ayudar a reducir tu presión arterial y ayudarte a mantener tus electrolitos equilibrados.

Consejo # 4: Toma una ducha fría

Esto puede ser difícil, ¡pero pruébala y ve cómo te hace sentir! Si no puedes tomar una ducha fría completa, al final de la ducha tibia, ponla fría y mantente debajo de ella todo el tiempo que puedas.

Las duchas frías ayudarán a reducir los niveles de cortisol en tu cuerpo y te ayudarán a despertarte. No solo eso, sino que tu piel y tu cabello se sentirán increíbles. Darte una ducha fría te ayudará a prepararte mejor para el día siguiente, así que inténtalo.

Consejo # 5: Mira a un quiropráctico

Ya que estás limpiando tu cuerpo, se eliminarán muchas toxinas de tu cuerpo, y esto puede interferir con el flujo normal de tu sistema nervioso. Obtener un ajuste de un quiropráctico durante tu ayuno de agua puede ayudar a que tu sistema nervioso se mueva correctamente durante tu ayuno.

Permitirá el flujo neurológico adecuado de regreso a tus tejidos y pondrá tu cuerpo en una posición mucho mejor para poder curarse por sí mismo. Esto no es de ninguna manera un requisito, pero ciertamente puede ayudar si estás luchando para completar el ayuno.

Capítulo 10: Preguntas frecuentes

¿Cuánta agua debo beber a diario?

No hay una cantidad fija de agua que debas beber durante el ayuno de agua. Lo mejor que puedes hacer es escuchar a tu cuerpo. Te dirá cuándo tiene sed, por lo que es una señal de que necesitas beber más agua.

No es ciencia espacial de ninguna manera, pero es una buena manera de saber si estás bebiendo suficiente agua. Otra indicación que puedes usar para determinar si estás bebiendo suficiente agua es por el color de tu orina. Si tu orina es amarilla, esta es una señal de que estás deshidratado y necesitas beber más agua.

Por otro lado, si tu orina es más clara, entonces esta es una buena señal de que te estás hidratando completamente. Finalmente, si deseas una cantidad más específica a la que puedas aspirar, las mujeres deben beber al menos 2.5 litros de agua por día, y los hombres deben beber al menos 3 litros de agua por día.

¿Qué tipo de agua debo beber?

Tú quieres beber el agua más limpia que puedas. Esto significa que querrás evitar beber agua del grifo porque está llena de muchos contaminantes y sustancias químicas para eliminar las bacterias y otros microorganismos.

Puedes tomar agua de manantial, agua destilada o agua filtrada si tienes un sistema de filtración. Estas son las mejores opciones para asegurarte de que estás obteniendo la mejor agua posible.

¿De dónde debo beber mi agua?

Tú debes beber tu agua del vaso. Las botellas de plástico podrían contener químicos dañinos como ftalato, policarbonato, PVC o BPA. Beber el agua de una botella de vidrio asegura que ninguno de estos químicos podrá filtrarse a tu agua.

Recuerda que tu cuerpo se limpiará solo durante este ayuno, así que querrás asegurarte de que no estás colocando ningún producto químico dañino en tu cuerpo que pueda interferir con el proceso de limpieza.

¿Debo beber agua tibia o fría?

Preferiblemente, debes beber agua tibia durante las primeras 2 a 3 horas que estés despierto. Esto ayudará a limpiar mejor el cuerpo y estimulará mejor tu estómago e hígado. Después de eso, realmente depende de ti.

Si lo prefieres, puedes beber más agua fría o puedes continuar bebiendo agua tibia. Al final, la temperatura de tu agua no es la mayor preocupación, sino asegurarte de seguir adelante con tu ayuno de agua.

¿Con qué frecuencia debes hacer un ayuno de agua?

La respuesta a esta pregunta variará de persona a persona. Cuanto más largo sea tu ayuno de agua, más larga debe ser la pausa hasta tu próximo ayuno. Al final del día, no hay un límite establecido de ayunos que puedas hacer. Haz una cantidad en un período de tiempo con la que te sientas cómodo.

Conclusión:

El ayuno de agua definitivamente puede tener un gran impacto en tu salud y bienestar general. No es el proceso más fácil del mundo, pero cualquier cosa que valga la pena es difícil de completar. Si eres persistente y avanzas, eventualmente obtendrás todos los beneficios que el ayuno de agua puede brindarte. La recompensa bien valdrá la pena, ¡así que no te rindas!

Fuentes

(1) https://en.wikipedia.org/wiki/Obesity_in_the_United_States

(2) http://survival-goods.com/v/9_longest_records_for_surviving_without_food/

(3) https://www.cdc.gov/heartdisease/facts.htm

(4) https://www.csmonitor.com/Business/The-Simple-Dollar/2012/0710/Common-dollars-and-sense-Eating-less-fast-food-does-a-body-good

(5) https://www.ncbi.nlm.nih.gov/pubmed/23719144

(6) http://www.sciencedirect.com/science/article/pii/0749597887900458

(7) https://www.ncbi.nlm.nih.gov/pubmed/19594263

(8) https://www.ncbi.nlm.nih.gov/pubmed/15987666

(9) https://www.ncbi.nlm.nih.gov/pmc/articles/PMC329619/

(10) https://www.mayoclinic.org/healthy-lifestyle/weight-loss/in-depth/calories/art-20048065

(11) https://www.ncbi.nlm.nih.gov/pubmed/28521154